Fabiola Méndez Llorente
Jairo Iván Aguilera Soto

Lana Ovina

Fabiola Méndez Llorente
Jairo Iván Aguilera Soto

Lana Ovina

Producción y Calidad

Editorial Académica Española

Imprint
Any brand names and product names mentioned in this book are subject to trademark, brand or patent protection and are trademarks or registered trademarks of their respective holders. The use of brand names, product names, common names, trade names, product descriptions etc. even without a particular marking in this work is in no way to be construed to mean that such names may be regarded as unrestricted in respect of trademark and brand protection legislation and could thus be used by anyone.

Cover image: www.ingimage.com

Publisher:
Editorial Académica Española
is a trademark of
Dodo Books Indian Ocean Ltd. and OmniScriptum S.R.L publishing group

120 High Road, East Finchley, London, N2 9ED, United Kingdom
Str. Armeneasca 28/1, office 1, Chisinau MD-2012, Republic of Moldova, Europe
Managing Directors: Ieva Konstantinova, Victoria Ursu
info@omniscriptum.com

Printed at: see last page
ISBN: 978-620-0-02079-6

Lana Ovina

Producción y calidad

Dr. en C. Fabiola Méndez Llorente

Dr. en C. Jairo Iván Aguilera Soto

Contenido

INTRODUCCIÓN

El ovino, es una especie animal que ha acompañado al hombre desde la antigüedad representando una fuente de alimento y sustento (Orona *et al.*, 2014). Presenta características de rusticidad, resistencia y adaptabilidad sobresalientes, siendo una excelente opción para su desarrollo en zonas áridas (Tinoco, 2009). Resulta beneficioso para la economía, sobre todo del campesino de escasos recursos, y por la gran demanda de sus productos carne, leche, pieles y lana, especialmente entre la población urbana (SAGARPA, 2015). La lana es una fibra de origen natural que presenta cualidades y características únicas, según Arrebola *et al.* (2004) constituyó la base fundamental para la producción de tejidos desde la antigüedad; puede procesarse de manera industrial o artesanal, y además de la fabricación de textiles, se presenta como excelente opción para su uso en el sector de la construcción.

A pesar de que la ovinocultura es una actividad importante dentro de la producción ganadera, la orientación es primordialmente hacia la producción de carne, y por su parte, la producción de lana es insignificante y en muchos casos representa pérdidas para el dueño de los animales. En ocasiones, el ovino solo es visto como un simple ahorro para situaciones económicas de emergencia, y ha dado lugar a la cruza con razas ovinas de pelo, originando producción de lanas de baja calidad con fibras gruesas. La poca valorización del producto lana, ha dado lugar a que los ovinocultores consideren la ventaja de sustitución de razas lanares, para evitar el esquileo de los animales (SAGARPA, 2015).

Puesto que Zacatecas es una entidad reconocida a nivel nacional en la producción de lana ovina y debido a la poca información existente acerca de las características macroscópicas y microscópicas que presenta, el presente trabajo tuvo como objetivo colaborar en el estudio de la caracterización de la fibra de lana ovina, para determinar la calidad lanera en la entidad y de este modo, aprovechar de la mejor manera la producción anual y así mismo, que la ovinocultura en la entidad sea sustentable conservando la calidad del ganado lanar que presenta.

Las fibras textiles

Durante años, el hombre ha empleado el uso de fibras animales y vegetales para la elaboración de prendas, siendo estas una fuente de protección para cubrir su cuerpo del sol, frío y lluvia (Falconí, 2013).

Se le denomina fibra a cada uno de los filamentos que, dispuestos en haces, son el componente de hilos y tejidos de origen vegetal, animal, mineral o artificial (Textil, 2008). Cada fibra está compuesta de millones de largas cadenas moleculares poliméricas de secuencia química definida, las cuales, se repiten en toda su longitud, siendo este número de unidades de repetición, lo que le otorgue su grado de polimerización. La fibra es la unidad fundamental de los textiles (Lockuán, 2013).

Fibra textil es aquella materia que tras ser sometida a procesos físicos y/o químicos, se obtienen hilos con los cuales se fabrican los tejidos y finalmente las prendas. Para que una fibra pueda ser considerada como textil, debe cumplir con tres características principales: flexibilidad, finura y longitud, (Villegas y González, 2013); sin embrago, Lockuán (2013) menciona que, las tres características como requisito deben ser: flexibilidad, elasticidad y resistencia.

Clasificación de las fibras textiles

Las fibras textiles se pueden clasificar de acuerdo a su origen, longitud y composición (Andrade, 2017).

La Norma D-2368-71 de la ASTM (1975), menciona que las fibras para uso textil se clasifican en dos grandes grupos: fibras manufacturadas y fibras de origen natural (Zenteno, 2015).

Fibras de origen natural

Las fibras de origen natural se dividen en tres grandes grupos: vegetales, animales y minerales (Andrade, 2017). Se encuentran la naturaleza y son extraídas mediante procesos químicos y naturales (Lockuán, 2013).

Anualmente se producen alrededor de 35 millones de toneladas de fibras naturales procedentes de plantas y animales, siendo el sustento de cientos de millones de personas en todo el mundo (FAO, 2009; Villegas, 2013).

Fibras naturales de origen animal

Descrito por Delgado (2003), las fibras naturales de origen animal se dividen en dos grandes grupos: de filamentos como la seda, y pelos finos. Los pelos finos se originan en folículos pilosos de animales, y a su vez, se dividen en dos ramas: la primera de fibras finas o comúnmente denominadas "Fibras especiales o nobles", y la otra de la lana.

Fibras especiales o nobles

Las fibras especiales o nobles son obtenidas del pelo de cabras, de varios miembros de la familia camélida, del conejo y los bovinos, siendo el principal atractivo de estas fibras, su suavidad, lustre y fineza. Un aspecto importante que refuerza la exclusividad en estas fibras, es su escasez y, por lo tanto, los altos precios en relación con otras fibras de origen animal. Entre las características que las hacen diferentes a la lana se encuentran el menor diámetro, baja presencia de ondulaciones, mayor lustre y suavidad.

Lana

Por definición, según el ISO 6938-1984, la lana está conformada únicamente por fibras provenientes de razas de ovinos (*Ovies aries*).

Grossman (2009) afirma que la lana es considerada como la "Reina de las Fibras", ya que sus propiedades naturales y aptitudes, a pesar de los intentos hechos por el hombre, no han podido ser igualadas.

Especie ovina

Los ovinos son animales que fueron domesticados hace más de 7000 años (Alvarado, 2018). Poseen temperamento tranquilo y un instinto gregario, el cual, constituye una gran ventaja en su manejo (Espinal *et al.*, 2006). Representan al grupo de animales llamados pequeños rumiantes (FAO, 2019).

La cría y utilización de esta especie por parte del hombre es conocida como ganadería ovina. Se distribuye ampliamente por todo el mundo, encontrándose en gran variedad climas y ecologías (Atto, 2007).

Situación actual de la ovinocultura

En 2017, estadísticas de la FAOSTAT, reportaron que la población mundial ovina, alcanzó un total de 1,363,781,956 cabezas, figurando como principales productores a nivel mundial China, Australia, India, Nigeria, Sudán, Irán y Reino Unido, encontrándose México en el lugar número 39 a nivel continental. En Asia y Europa se concentra más del 50% de la población total ovina, representando el continente americano un 5.9% de ese total con más de 81 millones de cabezas. Para el caso de América, el país que contiene el mayor número de ovinos es Brasil, seguido de Argentina y Perú, encontrándose México en la cuarta posición (ver Cuadro 1). (FAOSTAT, 2020).

Cuadro 1. Países con la mayor producción ovina de América

Países	Cabezas
Brasil	17,976,367
Argentina	14,842,957
Perú	11,338,424
México	8,902,451
Bolivia	7,442,000
Uruguay	6,565,000
Estados Unidos	5,250,000
Chile	2,037,516
Cuba	1,567,200
Colombia	1,026,340

Fuente: FAOSTAT, 2020.

Según reportes de SIAP-SAGARPA (2018), el inventario ovino a nivel nacional, se estima en 8,902,451 cabezas, concentrándose la mayor parte de existencias en los estados de México, Hidalgo y Veracruz. Zacatecas ocupa el sexto lugar con 427,080 cabezas, representando el 4.7% del hato nacional.

Los municipios con mayor número de ganado ovino en el estado de Zacatecas son: Pinos, Sombrerete, Fresnillo y Río Grande (INEGI, 2007). Pinos, el municipio con mayor inventario ovino, cuenta con 70,913 cabezas, representando el 16.6% a nivel estatal; en este municipio se reportan más existencias de ganado ovino que en estados como Baja California, Baja California Sur, Colima, Morelos, Nayarit, Quintana Roo y Tabasco, representando el 0.79% del total nacional (Carrera y Carrera, 2011).

Productos y derivados del ovino

El ovino, es uno de los animales que el hombre cría principalmente para la obtención de lana, carne. leche y pieles (FAO, 2020).

Producción de lana

La lana es una fibra formada en los folículos de la piel ovina, que en su conjunto integra el vellón que recubre el cuerpo de todo el animal. Es suave, rizada y forma parte de la variedad de fibras naturales que contribuyen al desarrollo de los textiles y confecciones (Tinoco, 2009).

La lana es un producto cuya utilización comenzó en épocas prehistóricas (Gómez, 2017). A inicios del siglo pasado, únicamente existían las fibras naturales como el algodón y la lana para el uso textil, repartiendo su participación en un 80 y 20% respectivamente; luego surgieron fibras artificiales de polímeros naturales como el rayón, acetato, entre otras. Fue en la década de los 70 cuando comenzó a imponerse una fuerte sustitución de fibras naturales por sintéticas derivadas del petróleo, manteniendo esta tendencia hasta el presente, donde las fibras naturales representan menos del 35% del total (Mario, 2015). Según Alvarado (2018), a nivel mundial la lana representa solo el 1.6% de las fibras naturales para uso textil.

Estadísticas de FAOSTAT (2020), muestran que, en 2013, la producción mundial de lana sucia fue de 2,175,898 toneladas, figurando como principales países productores: China, Australia, y Nueva Zelanda, quienes en su conjunto representan el 45% del total. México se posiciona en el lugar número 49 a nivel mundial. El continente americano representa el 6.7% de la producción mundial con 147,118 toneladas, siendo Argentina, Uruguay y Estados Unidos los principales países productores; México ocupa el octavo lugar.

De acuerdo con SIAP (2020), en 2018 México obtuvo 4,530 toneladas de lana, siendo 12 los estados de la república mexicana quienes la producen. Hidalgo es el principal estado productor con 45.4%, seguido de Zacatecas con 14.1% y el estado de México con 11.1%.

Zacatecas cuenta con una producción de lana que se estima en 639,666 toneladas, siendo Pinos, Ojocaliente, Río Grande, General Francisco R. Murguía y Sombrerete son los principales municipios productores (SIAP, 2018).

Actualmente, el sistema de producción ovino mexicano más utilizado es el familiar y en forma extensiva. La raza ovina más utilizada es la Criolla cruzada con sementales Rambouillet, Hampshire, Suffolk, Corriedale y Merino (Villegas Duran *et al.*, 2001, citado por Peña, 2019).

En el estado de Zacatecas, la producción ovina se lleva a cabo en zonas marginadas, tierra de pastos y terrenos con residuos agrícolas, existiendo como principales razas: Suffolk, Hampshire, Rambouillet y Dorset (Hernández *et al.*, 2017).

Estructura de la piel ovina

La piel, también conocida como tegumento, es uno de los mayores órganos que recubre toda la superficie del cuerpo. Su función principal es actuar como barrera natural entre el organismo y el medio externo, brindando la protección necesaria contra agentes físicos, químicos y microbiológicos (Costa *et al.*, 2006).

La piel en los ovinos es fina, flexible y extensible (Pacsi, 2016), presentando medidas de grosor de 1 a 3 mm (SPH, 2015).

Está compuesta por tres capas, una más superficial llamada epidermis, seguida por la dermis y más internamente la hipodermis o endodermis (Taipe, 2012).

La epidermis es de naturaleza poliestratificada, y el grosor en la especie ovina varía según las regiones del cuerpo, siendo más delgada en los lugares cubiertos por lana (Costa *et al.*, 2006).

La dermis es la capa intermedia de la piel, está conformada por dos capas: una de ellas la papilar o termostática, la cual incluye los folículos pilosos, glándulas sebáceas y sudoríparas; y otra que es el músculo erector del pelo y de la capa reticular (Costa *et al.*, 2006). Es flexible, fibrosa, retráctil, muy resistente y constituye el grueso principal de la piel (Chancusig, 2011).

La endodermis, es la parte de la piel que asegura la unión con el cuerpo del animal. Es un tejido conjuntivo laxo constituido por grandes lóbulos de tejido graso limitados por tabiques de fibras colágenas delgadas y escasas fibras elásticas. Es la parte correspondiente al tejido adiposo y se encuentra bajo la dermis (Chancusig, 2011).

Estructura del folículo

El folículo se origina de la piel, y se divide de manera vertical en varias zonas. Una de ellas llamada bulbo, extendida hasta la punta de la papila dérmica, en la cual, se lleva a cabo una división celular activa comenzando la formación de la fibra. Otra, llamada zona queratógena, que se extiende hacia arriba del folículo de la punta de la papila, donde se realiza la síntesis de proteínas activas y elongación de las células; por encima de esta región se produce la queratinización final (endurecimiento) de la fibra y comienza la degradación de la raíz interna. Finalmente, hay una zona de desprendimiento, donde las células de la vaina de la raíz interna degradadas y algunas células del pulpo de la raíz externa, se introducen en el canal de fibra (SPH, 2015).

Estructuras accesorias del folículo

El folículo está rodeado de glándulas sebáceas, glándulas sudoríparas y el músculo erector "Pili" (Elvira, 2009).

Las glándulas sebáceas, presentan una estructura en forma de racimo constituido por dos lóbulos. Llevan a cabo una secreción holocrina, en donde el producto final es de naturaleza lipídica, formado por una mezcla de esteroles con ácidos grasos que químicamente constituye una cera que lubrica a la fibra durante su crecimiento. Tiene como función impedir el afieltramiento y actúa como repelente del agua (Galicer, 2015).

Las glándulas sudoríparas poseen forma de tubo no ramificado. Están constituidas por células secretoras de forma cúbica, y su conducto desemboca en depresiones poco profundas situadas sobre las crestas cutáneas. Su función está regulada por un mecanismo neuro-hormonal, que da como producto la suintina, la cual, se compone de agua, cloruros, urea, amoníacos, fosfatos y sales de potasio de varios ácidos grasos. La principal función del sudor, es la de proteger a la fibra de los rayos ultravioleta y, además, juega un importante papel en el mecanismo de la termorregulación y eliminación de toxinas (Galicer, 2015).

Las secreciones de las glándulas sebáceas, sudoríparas, junto con las descamaciones epiteliales, constituyen la denominada suarda. La Grasa o Suarda, tiene como función principal mantener la piel lubricada y proteger a la fibra de la acción de agentes externos. La mayor concentración de esta grasa se encuentra en la región superior del vellón. Cuando la lana tiene suficiente grasa o suarda y a su vez se encuentra de forma uniforme en toda la fibra, se habla de una lana de mejor calidad (Falconí, 2013).

El musculo erector "Pili" está formado por haces de fibras musculares lisas, se une por uno de sus extremos al folículo, y por el otro a la epidermis. Cuando se contrae produce la erección del pelo o lana. En los ovinos, este músculo no se encuentra asociado a todos los folículos pilosos, y en razas productoras de lana, no se asocia a las glándulas sudoríparas ni a los llamados folículos secundarios (Costa *et al.*, 2006; Badajos, 2007).

La fibra se encuentra rodeada por una estructura tubular denominada folículo piloso, que cubre casi todo el espesor de la dermis (Araoz, 2008).

En la piel ovina, existe la presencia de folículos pilosos primarios y secundarios (Costa *et al.*, 2006).

Folículos primaros y secundarios

En el ovino, se encuentran dos tipos de folículos conocidos como primarios y secundarios.

Los folículos primarios se desarrollan en la piel ovina durante la vida uterina y comienzan a producir fibras antes del nacimiento. Son más grandes que los secundarios y, por lo tanto, tienden a desarrollar fibras más gruesas y largas (fibras meduladas y pelos). Al nacer la población de folículos primarios está completa, y su número se mantiene constante durante toda la vida. Los folículos primarios tienen aproximadamente 1 mm de longitud, generalmente en las razas productoras de lana fina son más cortos, mientras que en animales de lanas gruesas son más largos. Los folículos primarios también se caracterizan por ser propensos a producir fibras con canales de aire interno, conocidas como fibras meduladas. Tienen asociado una glándula sebácea, una sudorípara, y un músculo erector (Elvira, 2009).

Los folículos primarios se dividen en centrales y laterales, generalmente están dispuestos en filas en la piel en grupos de tres, conocidos como tríos (SPH, 2015).

Los folículos secundarios son los principales responsables de la producción de lana. Su tamaño es más pequeño y son mucho más abundantes que los folículos primarios. Tienen asociada a su estructura únicamente una glándula sebácea, careciendo de glándula sudorípara y de músculo erector. Sólo una parte de folículos secundarios desarrolla fibra antes del nacimiento, su maduración es posterior al parto y las condiciones adversas en este período, pueden delimitar la cantidad de folículos secundarios y por ende la producción de lana. Tienen la habilidad para conformar "ramilletes; que son un conjunto de folículos asociados donde crecen varias fibras que salen a la superficie por un único poro de la piel. La cantidad de folículos secundarios en la piel del ovino es mayor en aquellas razas que producen lanas más finas (Elvira, 2009).

Densidad folicular

Se le llama densidad folicular, al número de fibras por unidad de superficie. Cuando el ovino nace, los folículos pilosos se encuentran compactados en la piel, presentando generalmente una alta densidad; a medida que el animal va creciendo y la piel se expande, la densidad folicular disminuye. La densidad es una característica interesante para el productor, ya que, a mayor densidad obtendrá mayor peso de vellón (Araoz, 2008).

Relación folicular primaria/secundaria

La proporción de folículos secundarios y primarios, es un indicador útil de la calidad (densidad y finura) de la producción de fibra de lana en ovinos. Comúnmente es referido como la relación S/P (SPH, 2015).

El número de folículos primarios es similar para todas las razas, mientras que el número de folículos secundarios varía, determinando así las diferentes relaciones de S/P de cada una de ellas. Esta es la relación no es constante entre las razas ovinas (Elvira, 2009; SPH, 2015).

A los folículos se les encuentra en grupos foliculares, conformado por el trío primario rodeado de varios folículos secundarios asociados, siendo así la unidad básica de producción de lana (Araoz, 2008; SPH, 2015;).

Desarrollo biológico de la fibra de lana (fisiología)

El crecimiento de una fibra de lana, es un proceso dinámico en el cual se lleva a cabo una multiplicación y migración celular, junto con la biosíntesis de una compleja mezcla de proteínas que forman la fibra y la raíz interna (SPH, 2015).

El crecimiento de la fibra, comienza en la papila, que es una invaginación o plegamiento interno de células de la piel dentro del folículo. Estas células tienen la facultad de multiplicarse activamente (crecen y se dividen). Las nuevas células resultantes de la división son expulsadas por el canal del folículo por nuevas multiplicaciones posteriores, generándose un flujo constante de células hacia la superficie de la piel. Antes de emerger en la superficie, las células encolumnadas atraviesan una zona de endurecimiento ubicada en el primer tercio de la longitud del folículo. Ahí ocurren enlaces químicos en un proceso llamado queratinización, provocando cambios en la proteína celular, la cual deja de ser suave para pasar a formar una proteína queratinizada "dura". Cuando el proceso de producción de lana se completó, el material fibroso emergente de la superficie de la piel es tejido muerto, similar en su estructura química a la del pelo, uñas, garras, pezuñas, cuernos y plumas (Araoz, 2008; Elvira, 2009;).

Tipos de fibras producidas por el ovino

Los ovinos adultos producen tres tipos principales de fibras: fibras de lana verdadera, fibras med y fibras kemp. Las fibras de lana verdadera pueden crecer tanto de los folículos primarios como secundarios, dependiendo de la cría. Las fibras kemp y med crecen solo en los folículos primarios (SPH, 2015).

Fibras med

Las fibras de med (pelo, o heterotipo) están meduladas, esto quiere decir que presentan canales de aire en su interior y tienden a ser más finas que las fibras de kemp. Las fibras med son generalmente tan largas como las fibras de lana "verdaderas" pero pueden carecer de rizo. Estas fibras son muy difíciles de detectar a simple vista (SPH, 2015).

Fibras kemp

Las kemp son las fibras más gruesas que crecen en los ovinos, y por lo general, se desprenden de forma estacional. Los kemps tienden a ser cortos, calcáreos, blancos, quebradizos, y no parecen aceptar bien los tintes. La fibra Kemp es dura de manipular y es poco deseable (SPH, 2015).

Fibras de lana

Las fibras de lana verdadera, es el producto comercial asociado con la industria ovina (SPH, 2015).

Estructura de la fibra de lana

La fibra de lana es de estructura rizada y ondulada, con una longitud aparente, la cual cambia al ser extendida. Es resistente, elástica y flexible (Tinoco, 2009).

Toapanta (2016) menciona que el color típico de la lana es el blanco, pero puede variar desde negro, gris, marrón o más tonos.

Las principales características distintivas de la lana son su falta de medulación y la presencia de rizo con diversos grados de ondulación (SPH, 2015).

Morfología interna de la fibra de lana

La fibra de lana se compone de tres prototipos de células: el primero, que cubre la fibra en forma de capas celulares escamosas o cutícula, el segundo, que se encuentra debajo de ésta conformando el cuerpo de la fibra o corteza, y el tercero, las células medulares, en caso de existir una médula formando un canal en el eje central de la fibra (Delgado, 2003).

Cutícula

La cutícula, es la capa exterior de la fibra compuesta por células epiteliales planas, las cuales, longitudinal y periféricamente se superponen ligeramente entre sí formando una capa protectora de células llamadas escamas (Arrebola *et al.,* 2004).

Las escamas rara vez se encuentran en más de dos capas, y gracias a ellas, es posible identificar a la fibra lanosa de los demás pelos animales y el resto de las fibras textiles. Proporciona a la fibra una particular resistencia y durante el crecimiento, la mantiene sujeta dentro del folículo Confieren a la fibra muchas de sus excelentes características (SPH, 2015).

La cutícula protege a la fibra de los posibles daños mecánicos e influencias de los cambios climáticos (Delgado, 2003).

Cada célula cuticular se compone de tres estratos llamados: exocutícula, endocutícula y epicutícula (Arrebola, 2002).

La epicutícula, cubre la cutícula con una membrana dura y resistente compuesta de ácidos grasos, es muy resistente a los agentes químicos e impide la entrada de colorantes durante el proceso de teñido, sin embargo, desaparece durante el lavado y cardado por la sensibilidad a los tratamientos mecánicos. La exocutícula y endocutícula son vulnerables a los agentes exógenos (Arrebola *et al.,* 2004).

Corteza

La corteza es el principal componente de la fibra de lana y constituye el 90% de ésta (Arrebola, 2002). Imparte a la fibra muchas propiedades especiales que incluyen elasticidad, resistencia y durabilidad (SPH, 2015).

Se forma de células corticales alanzadas y largas dispuestas en forma paralela al eje de la fibra, tienen un tamaño variable y se alinean como cigarrillos (Delgado, 2003).

Dentro de las células corticales se encuentran unidades anatómicas más pequeñas llamadas macrofibrillas. Las macrofibrillas son haces filamentosos, compuestos de otras unidades pequeñas llamadas microfibrillas, que se reducen aún más a estructuras llamadas protofibrillas. Cada protofibrilla contiene tres cadenas moleculares helicoidales llamadas alfa hélices (SPH, 2015).

En la corteza existen diferentes tipos de células: ortocorteza (ortocortex), paracorteza (paracortex) y, en muy pocos casos, mesocorteza (mesocortex) (Delgado, 2003). Cada tipo de célula tiene diferentes propiedades químicas y físicas, las cuales se diferencian por su densidad. La paracorteza se encuentra en el interior de la curva del rizo y la ortocorteza en el exterior. La relación entre las células corticales y el rizo, son las responsables de las ondulaciones que presenta la fibra de lana (SPH,2015).

Los pigmentos, según Delgado (2003), son componentes presentes en la corteza, que determinan el color natural de las fibras. Los colores se desprenden de la acumulación de dos tipos de melanina: la eumelanina y la feomelanina, Generalmente, éstas se encuentran entre las macrofibrillas y ocasionalmente en la endocutícula. Los colores naturales presentan ambos tipos de melaninas, pero en diferentes composiciones y concentraciones. Mientras la eumelanina produce tonos desde café hasta negro, las fibras rubias y rojizas se deben a la presencia de feomelanina.

Médula

Está formada por células vacías (vacuolas) con esqueletos de proteínas amorfas y filamentos finos. Es un canal que se ubica a lo largo del eje central de la fibra y tiene origen en la papila de ciertos folículos primarios. Puede encontrarse de manera continua o fragmentada, ocupando diferentes proporciones del centro de la fibra. Su presencia es común en las fibras gruesas (Delgado, 2003).

Se cree que la medulación es el resultado de una queratinización incompleta (cornificación de la fibra). Básicamente, la fibra es demasiado ancha para que el folículo se llene con queratina y un núcleo holgado o esponjoso (SPH, 2015).

Composición biológica de la lana ovina

Según Romero (2005), la lana ovina está compuesta biológicamente de fibras (48 a 70%), suarda (10 a 25%), agua (10 a 20%), atmósfera interna (1%) y agregados del medio exterior como tierra, parásitos, hongos, etc. (10 a 20%).

El vellón además de lana, contiene pelos, los cuales, presentan una estructura diferente de mayor diámetro, presencia de médula, superficie lisa y poca elasticidad (Falconí, 2013).

Composición química de la fibra de lana ovina

La fibra ovina presenta una composición química elemental de: Carbono, Hidrógeno, Oxígeno, Nitrógeno y Azufre, en diferentes porcentajes (Pesok, 2015).

Cuadro 2. Composición química elemental de la lana ovina.

Composición química promedio de la lana de oveja					
Elemento	C	H	O	N	S
%	50	7	22-25	16-17	3-4

Fuente: Rosas, 2016.

El componente principal de la lana es la queratina, la cual es resultado de una polimerización de aminoácidos con alto contenido de azufre (Fernández *et al.*, 2012). Son 19 aminoácidos diferentes combinados y unidos en cadenas polipeptídicas plegadas sobre sí mismas, de tal manera que actúan como resortes en espiral. Esta elasticidad interna sumada a la extensibilidad de la ondulación externa de la fibra, le dan un potencial de estiramiento continuo, lo que explica la gran elasticidad y resistencia natural de la lana (SPH, 2015).

La cantidad relativa de aminoácidos puede variar de una muestra a otra, para distintas zonas de un mismo vellón (Pesok, 2015). Las principales cadenas moleculares de la queratina de la lana, unidas mediante los enlaces cruzados de cistina o azufre y puentes salinos, son capaces de asumir dos configuraciones diferentes, dependiendo de si la fibra se encuentra o no en un estado de tensión. La queratina alfa (α) se refiere a la molécula en su estado relajado, mientras que la queratina beta (β) en la designación de la molécula en el estado estirado. La queratina beta es análoga a otras moléculas de fibra, mientras que el tipo alfa está asociado exclusivamente con la lana.

No hay diferencia química entre los dos tipos. Es una propiedad de la queratina beta reanudar la forma alfa cuando se elimina el estrés de la fibra. Por lo tanto, el mecanismo de la elasticidad inusual de la fibra de lana es el de un resorte molecular (SPH, 2015).

Cuadro 3. Composición promedio de aminoácidos presentes en la lana de ovino.

Aminoácido	%
Alanina	4.12
Arginina	19.10
Ácido aspártico	4.38
Cistina	7.30
Ácido Glutámico	8.48
Glicina	6.49
Histidina	1.91
Isoleucina	2.44
Lisina	3.92
Metionina	0.32
Fenilalina	2.12
Valina	4.16
Serina	8.66
Treonina	5.12
Triptófano	0.82
Leucina	5.85

Fuente: Pesok, 2015.

Métodos de obtención de la lana ovina

Durante el año, la lana ovina presenta un crecimiento constante y tiende a desprenderse de manera natural en un intento de aclimatarse para la nueva estación, sin embargo, existen algunas razas que no la pierden de manera natural. Al presentar un exceso de lana, el ovino puede acumular suciedad, excremento, plagas de insectos, pulgas, garrapatas, además de hongos en zonas húmedas y otras partículas que afectan la calidad del vellón. Con fines de preservar el bienestar y la salud del animal, el ovino debe ser esquilado una vez por año (Rosas, 2016).

Esquila

Se le denomina esquila a la tarea de separar el vellón del animal mediante el corte. Aunque generalmente se practica una vez por año, algunos otros productores lo realizan dos veces (Romero, 2005).

La finalidad de la esquila es obtener la lana que ha estado creciendo, presentando ventajas como el aprovechamiento productivo de la lana, mejorar el bienestar animal, atenuar los efectos del calor en verano y permitir que el animal se mueva con facilidad (Martínez *et al.*, 2019).

La esquila durante la primavera, permite que el ovino tenga una lana corta y limpia durante el verano, mejorando su calidad (Rosas, 2016).

La esquila puede realizarse de forma manual con el uso de tijeras adecuadas, o mecánica empleando máquinas de dos hojas que funcionan utilizando la fuerza motriz eléctrica (Toapanta, 2016).

Existen dos técnicas de esquilado empleadas en distintas partes del mundo según las tradiciones del lugar: el método criollo o maneado y el método "tally hi", desmaneado o australiano. En el método maneado el animal es atado antes de comenzar a cortar el vellón, siendo la técnica más tradicional y antigua. El método australiano se realiza sin ataduras posicionando al animal sentado (Toapanta, 2016).

El ovino, independientemente de su raza, puede llegar a producir entre 2.3 y 3.6 kg de lana bruta al año, de 1 a 3 kg de lana fina, y de 2 a 3 kg de lana gruesa dependiendo del vellón (Rosas, 2016; SIAP, 2018).

Clasificación de la lana ovina

Según Falconí (2013), en la antigüedad, la lana se clasificaba de acuerdo la zona del cuerpo del animal de donde provenía, sin embargo, en la actualidad se considera demasiado trabajo y no se justifica económicamente.

Cuadro 4. Características del vellón en el ovino según la región del cuerpo.

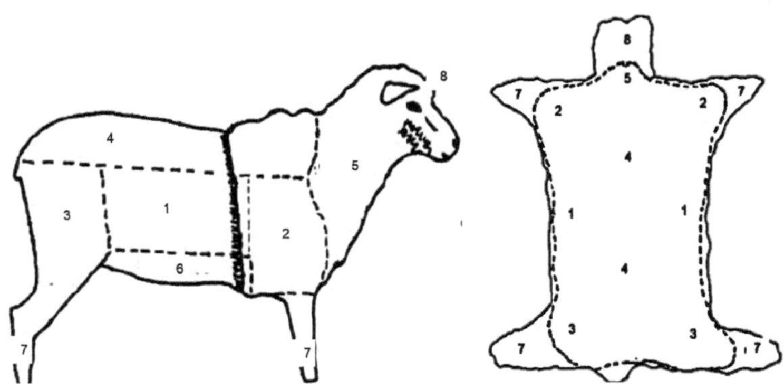

Regiones (partes del Vellón)	Descripción
1 Costillar	Lo más representativo, de calidad superior.
2 Paleta	Lo más fino. Mechas largas y uniformes. Zona estándar para comparación con otras zonas.
3 Cuartos	Lana más gruesa que el resto, no uniforme, propensa a ser medulada, contener semilla y apelmazamientos.
4 Lomo	Lo más afectado por acción del clima, propenso a estar contaminado.
5 Pecho	Buena lana, algo menos regular.
5 Barriga	Lana de regular calidad, más corta, y frecuentemente contaminada con orina y materia vegetal.
7 Garras	Lana corta, gruesa, medulada, contaminada y áspera, contiene pelos y poca lana. Para uso en manufacturas de baja calidad y mezclar con otras lanas.
8 Cabeza	Lana corta, gruesa, medulada, contaminada y áspera, contiene pelos.

Fuente: Guzmán, 2009; Alvarado, 2018.

La fibra de lana es altamente variable, no es un producto biológico uniforme. Además de ser producida por diferentes razas, todas con distintas características, incluso dentro de la misma raza y en el mismo medio, no existen dos vellones exactamente iguales (Romero, 2005). Esto, debido a las diferentes estructuras cutáneas, así como la naturaleza de los folículos productores de lana, en las distintas regiones del cuerpo (Arrebola *et al.,* 2004).

Una vez obtenida la lana, se procede a su clasificación según los criterios de finura, longitud, resistencia y rendimiento (Tinoco, 2009; Toapanta, 2016).

Debe ser caracterizada, resaltando sus atributos cualicuantitativos, sobre todo si se presume heterogénea, para que de esta manera se pueda identificar su calidad (Gómez, 2017). Cada país maneja su propio estándar de clasificación, sin embargo, en el comercio internacional se emplea el micronaje como medida objetiva (Romero, 2005).

Martínez *et al.* (2019), mencionan que en la práctica la lana se clasifica en: súper fina o fina, intermedia, gruesa y muy gruesa.

Lana súper fina o fina

Esta lana presenta un diámetro < 20.9 micras.

Lana intermedia

Presenta medidas de 21 a 29.9 micras.

Lana gruesa

Esta lana se encuentra entre los 30 y 36.9 micras de diámetro.

Lana muy gruesa

Este tipo de lana presenta diámetros >37 micras.

Características de la lana

Diámetro

El diámetro es el grosor o finura que se mide en micras (µ); es decir, es la medida de la sección transversal de la fibra de lana (Lobos y Pavez, 2018). La zona más representativa para evaluar el diámetro, es en el costillar medio del animal (Guzmán, 2009).

Por ser una variable constante entre razas, contribuye a la diferenciación de las mismas (Toapanta, 2016). Puede tener una variación de 10 a 70 micrones, siendo de mayor precio las que presentan menor grosor (Lobos y Pavez, 2018).

El diámetro se relaciona directamente con la finura de la lana (Saldaña, 2017), y es medición más importante para la clasificación de la fibra, la cual puede determinar su precio en el mercado (Araoz, 2019).

El diámetro medio, resulta del promedio del diámetro de las fibras limpias de lana y es la característica comercial de mayor importancia; en cuanto a el coeficiente de variación, es la comparación de las variaciones del diámetro de la fibra entre lanas con diferentes valores de diámetro (Gómez, 2017).

Longitud

La longitud es la distancia entre la base y la punta de la fibra de lana expresada en cm (Lobos y Pavez, 2018). Se refiere a la medición en forma natural, en un año de crecimiento, que por su origen natural, presentan una medida variable (Araoz, 2019).

Se obtienen dos tipos: la longitud relativa, referida al largo de la mecha medida desde la raíz hasta la punta, determinada sin estirar las ondulaciones naturales; y la longitud absoluta, obtenida al hacer desaparecer las ondulaciones de la fibra (Toapanta, 2016). La relación entre ellas es llamada relación de alargamiento (Arrebola *et al*, 2004).

Es la segunda característica en orden de importancia (Zúñiga, 2011), que, al igual que el diámetro, constituye uno de los parámetros más importantes para la clasificación y determinación del uso posterior en el proceso textil (Araoz, 2019).

Peso del vellón

El peso del vellón se obtiene una vez realizada la esquila (Araoz, 2019). Es representado en kg y se obtiene tanto el peso de vellón sucio, como el peso de vellón limpio, luego de haber sido sometido al lavado y secado (Toapanta, 2016).

Rendimiento

Es la relación del peso del vellón limpio con respecto al peso del vellón sucio luego del lavado (Sabina, 2019). Ya que la lana de manera usual contiene grasas e impurezas, el rendimiento informa sobre la cantidad total de fibra disponible. Se expresa en unidades RINDO, equivalentes al tanto por ciento de rendimiento (Saldaña, 2017).

Ondulaciones y carácter

Las ondulaciones en la fibra de lana son curvas u ondas que tienen como principios fundamentales curvas regulares, sucesivas y uniformes, colocadas en un mismo plano a lo largo de toda la fibra (Lobos y Pavez, 2018).

La forma y el número de las ondulaciones es un carácter hereditario. Cuando un vellón presenta mechas con ondulaciones bien marcadas, con curvas uniformes desde la base hasta la punta, representan un índice de calidad y es lo que se denomina "Carácter", el cual es la tercera característica, en importancia, para la apreciación cualitativa del vellón (Toapanta, 2016).

Las ondulaciones de la fibra de lana se cuantifican en frecuencia de ondulación/cm (Gómez, 2017).

Índice de curvatura

La curvatura es una ondulación natural, que produce la fuerza para el hinchamiento y la elasticidad de la fibra. El grado de curvatura se asocia al "crimp" o rizo de las mechas y se mide en grados por milímetros (Lobos y Pavez, 2018). De este modo, la fibra que presente la curvatura con mayor grado por milímetro, tiene mayor número de rizos. La curvatura con menor grado a 50 grados/mm, se describe como curvatura baja; la curvatura con rango de 60 a 90 grados/mm se le considera como curvatura media, y la curvatura alta, son aquellos mayores a 100 grados/mm (Guzmán, 2009).

La curvatura de las fibras puede ser en tres dimensiones, debido a que las fibras se encuentran flexionadas y torcidas en toda su longitud. Sin embargo, debido a que la mayor parte de la curvatura ocurre en un plano y teniendo la flexión la mayor contribución, la forma de la fibra puede ser representada en una forma de onda bidimensional (Quispe *et al.*, 2013).

Color

La lana presenta un color blanco ligeramente amarillento, existiendo también lanas oscuras (negras o pardas) debido al contenido de melanina; estas lanas se emplean en la elaboración de productos que no han de ser sometidos a procesos de tintura (Cazares, 2011). Se considera fibra oscura a aquella que se aparta de del color blanco con un grado de coloración mayor a 5, en una escala de 0 a 8 (Sánchez, 2010).

Las lanas pigmentadas son una producción minoritaria y particular dentro de la producción de lana ovina, sin embargo, es un producto en creciente valoración por el mercado de confección de productos artesanales y como tal, exhibe importantes precios (Lobos y Pavez, 2018).

Las características propias de la lana son idénticas en ambas variantes y su única diferencia es su color (Sabina, 2019).

Brillo

Idealmente, la lana debe ser blanca y brillante (Botha y Hunter, 2010). Toapanta (2016) menciona que el brillo, se debe al reflejo de la luz sobre la parte libre de las células cuticulares de la fibra, ofreciendo diferentes grados. El Lustre Plata, que se da en fibras finas y onduladas (Merino), debido a que las escamas de menor tamaño ofrecen poca superficie y muchas aristas libres que refractan la luz y le dan un tinte blanco mate. El Lustre Seda, que se da en lanas gruesas y largas (Lincoln), debido a que las células cuticulares están menos superpuestas y ofrecen un reflejo mayor dándole un brillo notable. Y Lustre Vidrioso, que se da en el caso del pelo de cabra Angora.

En el método australiano, el brillo en la lana se refiere en términos de L *, y la amarillez en términos de b *, mientras que en el método de Nueva Zelanda se empleó Y e Y – Z, respectivamente. La Y indica el brillo (blancura) de la lana, cuanto mayor sea el valor de Y, mejor será el brillo de la lana, y cuanto más baja sea la amarillez (Y – Z) mejor. Sin embargo, la IWTO en 1997 recomendó implementar el sistema de medición con un ángulo de observación 10° y sistema de iluminación D65 (D65 / 10°), el cambio oficial ocurrió en 2002, donde L* (brillo) sería correspondiente a Y, y a* correspondiente a Y – Z (amarillez) (Botha y Hunter, 2010).

Densidad

La densidad de la lana se da por el número de fibras en una determinada superficie de piel, expresada en cm^2 o pulgada cuadrada. De esta dependerá la cantidad de lana producida y por ende el peso del vellón (Toapanta, 2016).

Confort

El factor confort es referido como el nivel umbral indicador de la comodidad en la lana (Gómez, 2017). Es proporcionado por las fibras menores de 30 micras. La picazón en los tejidos se debe a la finura de los extremos de fibras gruesas que, al ser menos flexibles, sobresalen desde la superficie de los hilos. Sin embargo, si el extremo de esas fibras es más delgado y por lo tanto más flexible, es menos probable que provoquen picazón (Lobos y Pavez, 2018).

Propiedades de la lana ovina

Las propiedades de la lana ovina permiten conocer el comportamiento de la fibra y, además, las posibilidades de su aprovechamiento y el uso final (Andrade, 2017).

Propiedades químicas

Acción de ácidos, bases y solventes

La fibra de lana se compone de muchos aminoácidos, algunos de los cuales son ácidos y otros son básicos (SPH, 2015).

Es resistente a la acción de los ácidos suaves o diluidos, pero en cambio los ácidos minerales concentrados como el sulfúrico y el nítrico, provocan desdoblamiento y descomposición de la fibra (Zúñiga, 2011).

Los álcalis actúan principalmente sobre la queratina de la fibra, hidrolizando la cadena polipeptídica, atacando algún resto aminoácido y creando nuevos enlaces transversales. Cuando la lana es atacada por los álcalis se produce una pérdida de resistencia, su color tiende a ser amarillento, el tacto es más áspero, afectando su calidad comercial (Saldaña, 2017). Soluciones de hidróxido de sodio al 5%, a temperatura ambiente, disuelven la fibra de lana (Zúñiga, 2011).

Los solventes orgánicos usados comúnmente para limpiar y quitar manchas de los tejidos de lana, no dañan las fibras de lana (Chancusig, 2011).

Acción del agua

Los enlaces iónicos de los aminoácidos ácidos, básicos y de hidrógeno, contribuyen a estabilizar la estructura de la queratina seca. Ambos enlaces, se van rompiendo a medida que la queratina absorbe agua, que puede llegar a ser hasta un 34% de su peso en seco. La lana se vuelve más susceptible al daño químico en medio acuoso, debido a que las cadenas proteicas pueden ser ionizadas y atraer pequeñas moléculas de ácidos y álcalis. Las lanas bien lavadas en un medio alcalino débil, no producen una alteración significativa de la fibra, ya que deben tener un pH de extracto acuoso entre 9 y 10 y la temperatura no debe ser superior a 50°C (Saldaña, 2017).

Efecto al cloro

Cuando la lana entra en contacto con el cloro, la hace dura y quebradiza, provocando la pérdida de su peso, elasticidad y poder filtrante. Sin embargo, mejora su brillo y afinidad para con los colorantes (Cazares, 2008).

Propiedades físicas

Higroscopicidad

La higroscopicidad se define como la capacidad que tienen las fibras textiles para absorber agua de la atmósfera, retenerla y eliminarla (Saldaña, 2017). La fibra de lana es la más higroscópica de las fibras textiles, variando según la humedad relativa (SPH, 2015).

Rosas (2016) menciona que la lana tiene una capacidad de absorción de hasta un 50% sin que produzca escurrimiento, variando según la temperatura y humedad en la que se encuentre. Esta capacidad de la fibra, contribuye a la comodidad de las prendas elaborada a base de lana (SPH, 2015).

Extensibilidad o alargamiento

Esta propiedad le permite a la fibra de lana estirarse en gran proporción, aumentando su longitud hasta en un 30% (Zúñiga, 2011); esto debido a su estructura histológica y a la ausencia de médula (Flores, 2012).

Esto se considera importante desde el punto de vista textil, ya que en los procesos de industrialización como cardado, peinado e hilado, someten las fibras a considerables tensiones, las cuales, deben tener la extensibilidad suficiente para conservarse íntegras ante estos procesos (Chancusig, 2011).

La extensibilidad se determina por medio del dinamómetro, estirando la fibra hasta el "punto de ruptura" que se expresa en porcentaje de su largo original o en milímetros por cada 10 cm (Flores, 2012).

Elasticidad

Esta propiedad se relaciona de manera directa con el alargamiento, ya que luego de que la fibra aumenta su tamaño, tiene la capacidad de recobrar su estado natural en un 99%, debido a la estructura helicoidal en sus moléculas. Gracias a esta propiedad de recobramiento de la extensión, la lana tiene la habilidad de retener la forma de las vestimentas, y mantener la elasticidad de los hilos (Zúñiga, 2011).

Las lanas finas son más elásticas que las gruesas (Arrebola *et al.*, 2004)

Resistencia

La resistencia es el esfuerzo de tracción que es capaz de soportar una fibra de lana antes de romperse (Toapanta, 2016).

No todas las fibras del cuerpo del ovino tienen la misma resistencia, esto dependerá del área del cuerpo del animal, por ejemplo, las que se encuentran en la espalda presentan una mayor resistencia, que las que se encuentran en el abdomen (Mueller y Cueto, 2010).

La resistencia de la fibra se mide en unidades de Newtons/kilotex (N/ktex), registrando valores en el rango de 2 a 100 (SPH, 2015).

Flexibilidad

Es la propiedad que presenta la fibra de lana, con la cual puede doblarse con facilidad sin quebrarse o romperse (Toapanta, 2016). Esto es de gran importancia para la industria, tanto en hilandería como en tejeduría, para obtener tejidos resistentes (Chancusig, 2011).

Debido a esto, los productos y prendas elaborados a base de lana, no se arrugan con facilidad (Cazares, 2008).

Transpirabilidad

La lana es una fibra que posee una respuesta activa a fluctuaciones en la temperatura corporal. Cuando se usa a manera de prenda, permite que la piel respire fácilmente. La lana tiene la habilidad natural de traspirar y absorber hasta el 35% de su peso en agua (humedad) debido a su núcleo hidrofílico. Esta humedad es luego liberada naturalmente como vapor en el aire, causando un adecuado confort. Ninguna otra fibra ofrece esta propiedad (Mueller y Cueto, 2010).

Enfieltramiento

Es una propiedad intrínseca y única de la lana, considerada como la capacidad que poseen las fibras para formar una masa compacta imposible de desenredar, depende de la longitud, finura, rizado y estructura escamosa externa de la fibra. Mientras mayor sea el diámetro de la fibra, menor será su capacidad de enfieltramiento (Cazares, 2008).

Efectos de temperatura

Cuando la lana es expuesta a temperaturas moderadamente bajas no hay efecto, sin embargo, en temperaturas extremadamente bajas (nitrógeno líquido), la fibra se vuelve muy frágil. Cuando las fibras son expuestas a los rayos ultravioleta en la luz solar, se produce una reacción fotoquímica en el enlace disulfuro y en otras partes de la molécula de queratina, expresada mediante una coloración amarillenta de las puntas de la lana expuesta. Esto explica la punta "frowzy" y "erosionada" de algunas fibras que tienen poca grasa para filtrar los rayos ultravioletas del sol. Cuando la lana excede los 100°C por algún tiempo, se descompone, y adquiere un color amarillo que eventualmente se vuelve marrón. En cambio, si se calienta a menos de 100°C se vuelve áspera, recuperando su tacto suave cuando retiene la humedad (SPH, 2015).

Acción al fuego

A diferencia de otras fibras, la lana no es inflamable, ya que su elevado contenido de agua y nitrógeno la convierten en un retardante del fuego, cumpliendo con muchas de las regulaciones internacionales sin necesidad de tratamientos químicos (Mueller y Cueto, 2010). Al no admitir la combustión, en caso de entrar en contacto con el fuego reacciona con una baja propagación y poca producción de humo, y en caso de incendio se apagará (Rosas, 2016).

Aunque las fibras de lana son autoextinguibles, se pueden quemar únicamente con una fuente de calor muy intensa y suministro abundante de oxígeno (SPH, 2015).

Cualidades térmicas

La lana es un excelente aislante térmico, esto debido a sus cualidades de rizado, volumen y resistencia, que permiten al momento de la elaboración de las telas, formar espacios de aire atrapados que dan como resultado su capacidad aislante contra las temperaturas tanto altas como bajas (Molina, 2013; SPH, 2015).

Ofrece calidez y abrigo en el frío generando un efecto templado, y es autoadaptable cuando se eleva la temperatura liberando calor y humedad para mantener un clima confortable y fresco (Mueller y Cueto, 2010).

Resistencia a la abrasión

Se define como la capacidad que tiene la fibra de soportar el frote o ficción. Es una propiedad importante en las aplicaciones de la lana, pero sobre todo, en aquellas para elaboración de tapetes, alfombras, forros y cuerdas (Andrade, 2017).

Resistencia a la tracción

Durante el procesamiento textil, las fibras de lana se someten a diversas tracciones que pueden lograr la rotura. La resistencia a la tracción puede ser descrita como la fuerza de tensión requerida para romper una cantidad de lana o fibra conocida. Se mide en Newton/kilotex, donde el Newton es una fuerza o carga y el kilotex es la densidad lineal de una mecha (Quispe *et al.*, 2013).

Propiedad acústica

La lana ovina cuenta con propiedades acústicas, por lo tanto, absorbe y reduce los niveles de ruido (Rosas, 2016).

Durabilidad.

La lana es un material de larga vida, su condición de durabilidad implica mantener sus propiedades de retención de humedad y flexibilidad, sin perder su estructura y elasticidad cuando se la cuida adecuadamente. Esto ha sido ejemplificado históricamente por las alfombras, que pueden resistir el uso intensivo, sin perder su apariencia (Mueller y Cueto, 2010).

Acción biodegradable

Lana ovina puede absorber y descomponer los contaminantes (formaldehído, dióxido de nitrógeno y dióxido de azufre) del aire en interiores, mejorando así su calidad. Todo esto disminuye el impacto con el medio ambiente (Rosas, 2016).

Puede biodegradarse en el suelo sin daño alguno al ambiente, cumpliendo los requisitos óptimos en cuanto al ciclo de vida de los productos (Mueller y Cueto, 2010).

Propiedades biológicas

La lana ovina presenta cierta resistencia a los microorganismos como bacterias y hongos, sin embargo, si se almacena en presencia de humedad y polvo, generan podredumbre que puede llegar a destruir la fibra. Sin embargo, estos microorganismos atacan las manchas que aparecen en la lana (Toapanta, 2016).

Factores que afectan la calidad y cantidad de lana ovina

Existen distintos factores en el ovino como la gestación, lactación, sexo, edad, sanidad y el clima, que pueden influir sobre la producción de lana. Todos estos factores actúan sobre la producción de fibra diaria en los folículos y, por lo tanto, influye en las características que presente la lana como es el peso del vellón, longitud, diámetro, resistencia, entre otros (Quispe *et al.,* 2013).

Influencias genéticas

Muchas características de la fibra y el folículo son altamente hereditarias La tasa máxima de producción de lana o pelo en un ovino y el rango de variación en las características relacionadas con la calidad, es establecido por su genotipo. Existen diferencias definidas entre las razas ovinas en la capacidad de producción y características que presenta el vellón. Del mismo modo, dentro de una misma raza e individualmente existe una variación considerable en la tasa de crecimiento de la lana (Khan *et al.*, 2012).

Influencias fisiológicas y ambientales

Efectos durante la vida fetal y postnatal temprana

Durante el periodo en que el folículo se está desarrollando, puede verse afectado negativamente por un suministro inadecuado de nutrientes. La mala alimentación de la oveja durante el último tercio de la gestación, cuando la demanda de nutrientes para el crecimiento del feto es mayor, así como del cordero durante los primeros meses de vida, puede prevenir o retrasar el desarrollo de algunos folículos. La maduración de los folículos secundarios puede demorarse hasta 6 a12 meses, o puede suceder que se afecte permanentemente la capacidad para la producción de fibras (Khan *et al.*, 2012).

La producción de lana adulta, es menor en ovinos nacidos y criados como gemelos, y en ovinos nacidos de ovejas jóvenes. Estas desventajas generalmente equivalen a una reducción en el peso anual del vellón limpio de 0.1 a 0.2 kg, y probablemente se relacionen con el suministro restringido de nutrientes en el útero y durante la lactancia temprana (Khan *et al.*, 2012).

Efectos durante la vida adulta

La cantidad y el tipo de fibra producida en la etapa adulta, está influenciada por una variedad de factores fisiológicos y ambientales (Khan *et al.*, 2012).

Nutrición

En ganado ovino la alimentación tiene un rol importante en la formación y maduración folicular, así como en el crecimiento y diámetro de la fibra. Es así que en periodos donde existe poca disponibilidad forrajera, el diámetro de la fibra no solo se reduce, sino también disminuye su producción. El crecimiento de la lana es muy sensible a los niveles de energía y de proteína ingeridos por los animales (Quispe *et al.*, 2013).

La energía, parece ser el principal factor en la dieta relacionado con el crecimiento de lana, sin embargo, también es importante el suministro de proteínas. Se requiere una mezcla equilibrada de aminoácidos esenciales, la adición de aminoácidos azufrados en la dieta, desempeña un papel importante en la regulación del crecimiento y la composición de la lana. El principal requisito es la cistina, pero la metionina, que puede convertirse fácilmente en cistina, es igualmente efectiva para estimular el crecimiento de la lana. Un aumento en el suministro de cistina a los folículos aumenta la proporción de proteínas de ultra alto contenido de azufre y, por lo tanto, el contenido de azufre de la lana (Khan *et al.*, 2012).

Minerales como el zinc y el cobre, han demostrado efectos específicos en el crecimiento de las fibras de lana. Una deficiencia de zinc en los ovinos produce lana quebradiza, y una deficiencia extrema, provoca la disminución del crecimiento de la fibra y el desprendimiento de lana (Khan *et al.*, 2012). La deficiencia de cobre produce lana "acerada" o "en tiras", que carece de rizos y tienen una apariencia brillante o sedosa, con baja resistencia, elasticidad y afinidad por los tintes, y en casos graves despigmentación de la lana negra. La deficiencia de azufre en ovinos es poco probable, y si esto ocurre, está relacionada con una alimentación proteica muy deficiente (Martínez *et al.*, 2018).

Edad

Los animales jóvenes, tienden a producir menor cantidad de lana por unidad de consumo de alimento, probablemente debido a la competencia por los nutrientes entre los folículos y otros tejidos (Khan *et al.*, 2012). El peso del vellón es menor que en los adultos debido al tamaño de la superficie corporal, sin embargo, las fibras son más finas, ya que la esquila tiene como efecto incrementar el funcionamiento folicular. A medida que aumenta la edad, se incrementa el peso del vellón y el diámetro (Quispe *et al.,* 2013).

Los pesos máximos de vellón en ovinos se han observado de los tres a los cinco años, con tasas variables de disminución en la producción de lana a partir de entonces, ya que el número de folículos activos disminuye con la edad. Varias características de calidad tienden a deteriorarse y pueden aparecer anormalidades en el rizo. Estas reducciones en el crecimiento de la lana con la edad, podrían estar relacionadas con los cambios en los patrones de consumo de alimento y la selección de la dieta (Khan *et al.*, 2012).

Sexo

Los machos tienden a producir mayor cantidad de lana que las hembras, esto debido principalmente a su mayor tamaño y la mejor alimentación, sin embargo, según Quispe *et al.* (2013) el sexo no influye sobre el diámetro de la fibra.

Estado fisiológico

La disminución en el crecimiento y en el diámetro de la lana durante la gestación y la lactación, han sido reportados en ovinos en estabulación y pastoreo. Hembras gestantes y lactantes tienen fibras con menor diámetro, longitud y resistencia a la tracción (Quispe *et al.*, 2013).

Durante la gestación y la lactancia temprana, generalmente se reduce el crecimiento anual de vellón en hembras de un 10 a 14%; siendo la mayor reducción para las que crían gemelos (Khan *et al.*, 2012). Al parecer las proteínas que escapan a la degradación ruminal en las hembras durante el último tercio de gestación y la primera fase de lactación son las encargadas de incrementar el crecimiento de la lana, situación que puede mejorarse cuando se introducen alimentos con mayor contenido proteico en la ración (Quispe *et al.*, 2013).

Estado Nutricional

El estado nutricional es el resultado del balance entre consumo y gasto de energía. Cuando el balance es positivo, se acumulan reservas en forma de tejido graso, y si es negativo, esas reservas se consumirán. Las reservas corporales del animal, es una forma más de transferir energía obtenida de las épocas de mayor disponibilidad a los períodos de escasez. Un gran número de factores afectan el estado nutricional de los animales que a través del pastoreo obtienen su principal fuente de alimento. Un ovino con buena nutrición producirá buenas características en su vellón (Quispe *et al.*, 2013).

La nutrición materna influye en la producción de lana en la vida adulta del cordero. Cuando existe una mala nutrición, la relación folicular S/P se ve afectada en el último tercio de gestación y primeras semanas de vida. Una deficiente nutrición pre-natal restringe la capacidad futura del animal de producir lana, alterando la formación de los folículos secundarios, y de igual forma, la mala nutrición después del nacimiento, retarda la maduración de estos, provocando que algunos folículos no maduren nunca. Esto afecta la producción de lana en el ovino adulto hasta en un 12% (Martínez *et al.*, 2018).

Hormonas

Las hormonas hipofisarias que incluyen la hormona estimulante de la tiroides, la hormona adrenocorticotropa y la hormona del crecimiento, ejercen una influencia de control sobre el crecimiento de la lana. La extirpación de la glándula pituitaria provoca que la tasa de crecimiento disminuya a cero, y la tiroidectomía reduce, pero no elimina el crecimiento de la lana. En ambas situaciones, el crecimiento normal de la lana se restaura mediante la administración de tiroxina o su forma activa, triyodotironina. La hormona adrenocorticotropa causa un aumento de la secreción de glucocorticoides por la glándula suprarrenal; en ovinos, las altas concentraciones de cortisol en plasma están asociadas con la depresión o el cese completo del crecimiento de la lana (Khan *et al.*, 2012).

Sanidad

La presencia de infecciones microbianas y parásitos pueden reducir la producción de lana. Todos los ovinos en pastoreo se ven afectados, siendo mayores los efectos en edades jóvenes, ocasionando reducciones en el crecimiento de la lana hasta en un 60% (Khan *et al.*, 2012).

Clima y fotoperiodo

El clima, al presentar variaciones estacionales, repercute en el crecimiento y diámetro en la fibra, esto, debido a la precipitación anual y su efecto en la producción forrajera (Quispe *et al.,* 2013).

La exposición al calor o frío, o cambios en la temperatura de la piel, causan un retraso en el crecimiento de la lana, especialmente la longitud debido a las bajas temperaturas. Estos efectos se relacionan con la reducción del flujo sanguíneo y por lo tanto el suministro de nutrientes (Khan *et al.*, 2012).

Los efectos del fotoperiodo sobre el crecimiento de la lana tienen influencia sobre la actividad cíclica de los folículos. Los ciclos estacionales de muda y el ritmo anual de la tasa de crecimiento de la lana están controlados por la duración del día (Khan *et al.*, 2012).

Fibras pigmentadas

Las fibras de lana ovina, puede presentar una pigmentación genética, o ser teñidas por heces y orina (Frey, 2007).

La pigmentación de la lana es una característica propia de los ovinos primitivos. Corresponde a una lana de alto grosor, de bajo índice de confort, uniformidad de diámetro, menor elasticidad, áspero al tacto, con distintos niveles de pigmentación y usualmente acompañada de pelos. La producción de este tipo de lana es altamente heredable y es poco determinada por factores climáticos o nutricionales. De manera excepcional, en ovinos Merino puede aparecer lana pigmentada con buena finura y ausencia de pelo (Martínez *et al.*, 2018).

Las lanas pigmentadas son una producción minoritaria, sin embargo, corresponde a un producto en creciente valoración por el mercado para la confección de productos artesanales y como tal, exhibe importantes precios en regiones turísticas (Martínez *et al.*, 2018).

Impurezas y contaminación

Las impurezas que se encuentran en la lana pueden ser de origen natural o adquiridas, generalmente comprenden entre un 20 y 80% del peso total de la fibra. Las impurezas naturales se deben a las secreciones naturales de las glándulas accesorias del folículo en la piel del ovino, que varía en cantidad de acuerdo a la nutrición del

animal. Las impurezas adquiridas son materias extrañas a la fibra, generalmente
constituidas por hiervas, polvo, pajas, cardos, piedras, excremento y orina del animal
(Cazares, 2011).

Usos de la lana ovina

Uso textil y artesanal

La variabilidad de fibras textiles que producen los ovinos tiene actualmente dos
destinos bien definidos, la industrial y artesanal. La industria confecciona artículos y
prendas de consumo masivo en donde existe una tendencia a la selección de la
uniformidad que presenten las fibras. En la actividad artesanal, generalmente se
confeccionan prendas y tejidos para uso familiar, o bien, para venta al turismo regional,
en donde se pretende la conservación de la variabilidad que presentan las fibras de
lana ovina, y además, la actividad mejora la economía de los artesanos. En ambos
casos se pueden generar confecciones de diversas prendas como bolsos, suéteres,
gabanes, guantes, billeteras y otra variedad de artículos más, con todo tipo de diseño y
colorido (Sabina, 2019).

Aislante térmico

La lana que produce el ovino es un recurso biológico, al cual se le puede llamar
bioproducto. Ha demostrado un gran potencial por sus características y propiedades
que va en aumento, comercializándose y ganando espacio en el mercado como aislante
alternativo (Rosas, 2016). En la construcción estándar, se emplea el uso de materias
primas extraídas de la naturaleza. El consumo de recursos no renovables y la
generación de residuos contaminantes asociados a su fabricación y uso, generan una
gran cantidad de impactos ambientales. Ante este problema el sector de la
construcción, experimenta un cambio en la fabricación de productos para la
construcción sostenibles. Se trata del diseño de productos en donde las materias
primas deban ser renovables, es decir, de origen natural asegurando la continuidad de
su renovación. Y que cuando la vida útil del material haya finalizado, pueda ser
reintroducido en un nuevo reciclaje (Wadel, 2009). La fabricación del aislantes térmicos
y acústicos a base de lana ovina, es menos contaminante que otros y puede realizarse

de manera artesanal. La lana cuenta con propiedades naturales de regulación de temperatura, rendimiento, higroscopicidad y resistencia al fuego, que la definen como materia prima natural renovable para su uso como aislante (Rosas, 2016).

La lana ovina en forma de placas rígidas, se emplea como aislante térmico y acústico de suelos, muros y cubiertas tanto de nuevas construcciones, como en obras de rehabilitación. Se trata de un material higroscópico que permite absorber y liberar la humedad manteniendo un ambiente interior seco, y que por la estructura de la fibra, permite actuar limitando la transmisión de ruido del aire. En combinación con otros materiales naturales como la madera, permiten la reducción drástica del impacto ambiental, generando un uso adecuado a la lana (Wadel, 2009).

Determinación de las características de la lana

Diámetro de la fibra

Los diámetros de fibras se pueden analizar en el equipo FibreLux ® (Techonology Innovation Agency, Sudafrica). Se toma una pequeña porción de muestra de lana y con la ayuda de un cepillo se cardaron de manera manual, esto con el objetivo de paralelizar las fibras y eliminar la materia vegetal adherida. Se colocan dentro de unos cartuchos especiales y se introducen en el equipo, el cual analiza el valor correspondiente al micronaje de cada muestra.

Longitud de la fibra

La longitud se determina con la ayuda de una regla graduada en centímetros. Se toma la fibra de lana e inicialmente se mide lo correspondiente a la longitud relativa, es decir, cuando la fibra se encontraba en su estado natural (con las ondulaciones sin estirar); posteriormente, se estira la fibra y se toma la medida correspondiente a la longitud absoluta, realizando por cada muestra la medición de dos fibras individuales.

Número de ondulaciones de la fibra

Se coloca la fibra de lana en un fondo negro, y con ayuda de una regla marcada en centímetros y una lupa, se miden cada una de las ondulaciones presentes por cada centímetro de fibra. Por cada muestra, se realizan el conteo de las ondulaciones de dos fibras individuales.

Luminosidad

La luminosidad (claridad o "Lightness"), se obtiene con el colorímetro marca KONICA MINOLTA ® modelo CHROMA METER CR-400/410. Se toma una porción de lana de cada una de las muestras y se coloca en un recipiente cilíndrico. El equipo se introdujo dentro del recipiente de misma circunferencia, y arrojó los valores correspondientes a la luminosidad en las fibras, en donde las variaciones en claridad (L*) van del blanco (100) al negro (0).

Rendimiento

Para el cálculo del rendimiento de la lana se utiliza el procedimiento descrito por Alata *et al.* (2000), en donde se pesan 5g de cada una de las muestras de lana en una báscula analítica (obteniendo el peso sucio), luego se colocan dentro de mallas para proceder al lavado, en el cual, las muestras se sumergen en agua caliente a 50°C durante 5 minutos, después en agua caliente con detergente neutro por 5 minutos agitando las muestras simulando los principios de una máquina de lavar. Posterior a esto, se introducen en un recipiente con alcohol durante 5 minutos, luego en agua oxigenada 5 minutos más y después se enjuagan con agua común. Una vez escurridas las muestras se retiran de las mallas y se colocan en charolas pequeñas para llevarlas a una estufa de laboratorio, por un lapso de 60 minutos a 56°C para su secado. Ya transcurrido el tiempo de secado, se extraen las muestras de lana de la estufa para pesarlas nuevamente en la báscula analítica. De este modo se obtiene el rendimiento al lavado (diferencia entre el peso de lana sucia y lana limpia expresado en porcentaje).

Humedad

El equipo FibreLux ® determina el porcentaje de humedad presente en la muestra de lana. Se tomó una pequeña porción de muestra de lana, con ayuda de un cepillo se paralelizaron las fibras, se colocaron dentro de unos cartuchos especiales e introdujeron en el equipo, el cual determinó el porcentaje de humedad correspondiente a cada muestra.

Porcentaje de lana/pelo

Se toma una pequeña porción de lana de cada muestra, aproximadamente 10 fibras, luego se colocan en laminillas en el Microscopio con el objetivo 10x, en donde se observan las estructuras para diferenciar entre fibras de lana y pelo, y del mismo modo, se realiza el conteo de cada muestra.

REFERENCIAS BIBLIOGRÁFICAS

Aguilar, F. L. 2007. Principales Razas de Ovinos de Lana en México. Tesis de Licenciatura.

Alvarado, P. I. 2018. Introducción a la Producción Ovina. Facultad de Ciencias Veterinarias. UNCPBA. Pp 6-16.

Alata, V. V., Ccaccya, P. I., Loayza, H. S. H., Sánchez, Ñ. O. A., Gamarra, N. W. y Huamán, C. L. 2000. Método de lavado de vellón de alpaca. Universidad Nacional Micaela Bastidas de Apurímac. 3,4.

Andrade, M. M. S. 2017. Los Textiles. Disponible en: http://ri.uaemex.mx/bitstream/handle/20.500.11799/70597/secme-29747_1.pdf?sequence=1. Accesado: 17 de febrero de 2020.

Araoz, M. R. 2019. Relación entre densidad folicular, diámetro de fibra, longitud de mecha y peso vellón en alpacas de primera y segunda esquila, en el módulo de reproductores Coarita–Paratía. Tesis de Licenciatura. Universidad Nacional del Altiplano. Facultad de Medicina Veterinaria y Zootecnia. Perú.

Arteaga, C. J. D. 2007. Asociación Mexicana de Criadores de Ovinos. AMCO. Diagnóstico actual de la situación de los ovinos en México. Disponible en: http://www.uno.org.mx/razas_ovinas/catalogo_razas.pdf. Accesado: Octubre del 2018.

Arrebola, M.F. 2002. Caracterización genética de la aptitud lanera del merino autóctono español. Disponible en: https://helvia.uco.es/xmlui/bitstream/handle/10396/301/13208378.pdf?sequence=1 &isAllowed=y. Accesado: 11 de febrero de 2020.

Arrebola, M. F. A., Varela, C. M., y Molina A. A. (2004). Caracterización genética de la aptitud lanera del merino autóctono español. Disponible en:

https://www.juntadeandalucia.es/export/drupaljda/1337165058lana_merino.pdf.
Accesado: 12 de febrero de 2020.

Atto, M. J. A. 2007. Importancia de los ovinos tropicales introducidos al país: Características productivas y reproductivas. Arch. Latinoam. Prod. Anim. Vol. 15 (Supl. 1).

AWI. 2004. Australian Wool Innovation. Pricemaker. http://www.pricemaker.info/index.html.

Badajoz, L. E. 2007. Determinación de finura de fibra de alpaca asociado a la relación folículo secundario/folículo primario (S/P) entre las razas Suri y Huacaya. Tesis de Licenciatura. Universidad Nacional Mayor de San Marcos. Facultad de Medicina Veterinaria. Lima, Perú

Bancks, R. G and Brown, D. J. 2009. Genetic improvement in the Australasian Merino management of a diverse gene pool for changing markets. Animal Genetic Resources Information. 45, 29–36. Food and Agriculture Organization of the United Nations.

Borges, I. y Gonçalves, L. C. 2002. Manual prático de caprino e ovinocultura. *Universidad Federal de Minas Gerais, Belo Horizonte.*

Botha, A. F. y Hunter, L. 2010. The measurement of wool fibre properties and their effect on worsted processing performance and product quality. Part 1: The objective measurement of wool fibre properties. *Textile Progress, 42(4), 227-339.*

Bustinza, V. 2001. La alpaca, conocimiento de gran potencial andino. Tomo I y II. Oficina de Recursos de Aprendizaje. UNA. Puno, Perú.

Carrera, C. J. M. y Benjamín, C. C. 2011. Características de la Producción Ovina en el Municipio de Pinos, Zacatecas: el Municipio con Mayor Inventario Ovino Nacional. Universidad Autónoma de Ciudad Juárez, Chihuahua. Colección Textos Universitarios, serie de Investigación. Vol. 1.

Cazares, R. R. E. 2008. Optimización en el Proceso de Tintura y Acabados de Tejido Poliéster/Lana con Colorantes Forosyn. Tesis de Licenciatura. Universidad Técnica del Norte. Facultad de Ingeniería en Ciencias Aplicadas. Escuela de Ingeniería Textil. Ibarra, Ecuador.

Cortada, M. M. 2011. Dinámica de la formulación de proyectos: caso lana Merino. Doctoral dissertation, Universidad de Buenos Aires. Disponible en: https://core.ac.uk/download/pdf/144233157.pdf. Accesado: 10 de febrero de 2020.

Chancusig, P. S. A. 2011. Curticion de Pieles de Ovinos con la Utilización de Diferentes Niveles de Tanal W para la Elaboración de Alfombra. (Bachelor's thesis).

Costa, R. G., Jacinto, M. A. C., Camacho, M. E., Medeiros, A. N., Oliveira, R. J. F. y Rey, S. 2006. Aspectos estructurales de la piel ovina y su resistencia. Sitio Argentino de Producción Animal. pR 7, núm. 2: 24-29

Delgado, S. D. J. 2003. Perspectivas de la Producción de Fibra de Llama en Bolivia. Potencial y desarrollo de estrategias para mejorar la calidad de la fibra y su aptitud para la comercialización (Doctoral dissertation, PhD thesis, Hohenheim University, Germany). Pp 3-7

Deurden, J. E. J. Text. Inst. 20 (1929) pp. T93–T100.

Elvira, M. G. 2009. El Ovino: la fábrica biológica de lana. *Carpeta de información técnica. Ganadería. EEA Esquel*, (32).

Espinal, C. F., Martínez, C. H., y Amézquita, V. J. E. 2006. La cadena de ovinos y caprinos en Colombia. Disponible en: http://bibliotecadigital.agronet.gov.co/bitstream/11348/3914/1/20078611357_caract erizacion_ovinosycaprinos.pdf. Accesado: 4 de diciembre de 2019.

Falconí, H. A. J. 2013. Propuesta de Mejora para Incrementar el Rendimiento en el Proceso Productivo de Lana de Oveja en una Empresa Textil Mediante el Cambio en la Preparación y Dosificación del Ensimaje. Tesis de Licenciatura. Ingeniería Industrial. Universidad Católica Santa María. Arequipa, Perú.

FAO [1]. 2009. The International Year OF Natural Fibres. Disponible en: https://studylib.es/doc/5064614/45-2009---food-and-agriculture-organization-of-the-united... Accesado: 25 de noviembre de 2019. FAO [2]. 2009. Sheep and Goats for diverse products and profits. Disponible en: http://www.fao.org/3/a-i0524e.pdf%20pagina%209. Accesado: 5 de diciembre de 2019.

FAO[1]. 2020. Carne y productos cárnicos, Disponible en: http://www.fao.org/ag/againfo/themes/es/meat/home.html. Accesado: enero de 2020.

FAO[2]. 2020. Sheep. Disponible en: http://www.fao.org/livestock-systems/global-distributions/sheep/en/. Accesado: enero de 2020.

FAOSTAT[1]. 2020. Población Ovina a Nivel Mundial. Disponible en: http://www.fao.org/faostat/en/#data/QA. Accesado: enero de 2020.

FAOSTAT[2]. 2020. Producción de lana. Disponible en: http://www.fao.org/faostat/es/#data/QL. Accesado: enero de 2020.

Fernández-d'Arlas, B., Peña, R. C., y Eceiza, A. 2016. Extracción de la queratina de la lana de oveja "Latxa". *Revista Iberoamericana de Polímeros*, *17*(3), 110-121.

Frey, A., Martín, N., De Caro, A., Álvarez Ugarte, D. y Elvira, M. 2005. Variación del Diámetro Promedio de Fibras en Ovejas Merino Trasladadas desde la Patagonia a la Región Pampeana en Argentina. Disponible en: https://www.agro.uba.ar/sites/default/files/catedras/variacion_diametro_promedio_fibras_ovejas_meri.pdf. Accesado: mayo de 2020.

Frey, A. 2007. Calidad de lanas en Argentina. Disponible en: https://www.agro.uba.ar/sites/default/files/catedras/calidad_lanas_argentina.pdf. Accesado: 20 de febrero de 2020.

Galicer, J. A. 2015. Ovinos. Universidad de Belgrano. Facultad de Ciencias Agrarias. Buenos Aires, Argentina.

Ganzábal, A. 2014. Guía Práctica de Producción Ovina en Pequeña Escala en Iberoamérica. Disponible en: https://citarea.cita-aragon.es/citarea/bitstream/10532/2714/1/2014_295.pdf Acesado: 6 de febrero de 2020.

García V. W. y Sota C. W. 2007. Efecto de la finura sobre la producción de fibra y la ganancia de peso vivo a diferente edad animal y en épocas contrastantes del año. APPA -ALPA -Cusco, Perú.

Germano, C. R., Méndez, S. A., Freitas, O. R. J., Camacho, E., Rey, S., Vallecillo, A. y Delgado, B. J. V. 2006. Caracterización histológica de la piel de cabritos de la raza Blanca Serrana Andaluza. Disponible en: https://helvia.uco.es/bitstream/handle/10396/6289/feagas29-2006.1-2.pdf?sequence=1. Accesado: febrero de 2020.

Gómez, M. B. (2017). *Caracterización del potencial lanero y productivo de los biotipos ovinos presentes en la Región Central Argentina* (Doctoral dissertation, Universidad Católica de Córdoba).

Grossman, B. 2009. Estudio del Sector Textil en Bolivia. Organización de Naciones Unidas para el Desarrollo Industrial, La Paz, Bolivia, 15-27.

Guzmán, B. J. C. 2009. Evaluación del Método de Clasificación del Vellón de Ovino (*Ovis aries*) Corriedale en la S.A.I.S. Pachacutec. Tesis Maestría. Universidad Nacional Agraria Molina. Escuela de Post Grado Especialidad de Producción Animal. Lima, Perú.

Hernández, M. J. A., Valencia, P. M., Ruíz, N. J. E. Mireles, A. A. I., Cortez, R. C. y Gallegos, S. J. 2017. Contribución de la Ovinocultura al Sector Pecuario en México. Agroproductividad. Vol. 10 Issue 3, p87-93. 7p.

Huanca, T., Apaza, N. y Lazo, A. 2007. Evaluación del diámetro de fibra en alpacas de las comunidades de los distritos de Cojata y Santa Rosa Puno. APPA -ALPA - Cusco, Perú.

INEGI. 2007. Descripción General del Ganado Ovino. El Ganado Ovino en México, Censo Agropecuario 2007-2013. SNIEG. Disponible en: http://internet.contenidos.inegi.org.mx/contenidos/productos/prod_serv/contenidos/espanol/bvinegi/productos/censos/agropecuario/2007/ganderia/ovino/mex/Ganovin Mex3.pdf. Accesado: 15 de octubre de 2018.

INEGI. 2007. Existencias totales de ganado ovino según actividad y función zootécnica. Disponible en: https://www.inegi.org.mx/contenidos/programas/cagf/2007/tabulados/Tabulado_Mp io_VIII_CAGyF_64.pdf. Accesado: 28 de noviembre de 2019.

Khan, M. J., Abbas, A., Ayaz, M., Naeem, M., Saleem, A. M. and Hussain, S. M. 2012. Factors affecting wool quality and quantity in sheep. African Journal of Biotechnology Vol. 11(73), pp. 13761-13766.

Lewer, R. P., Woolaston, R. R., & Howe, R. R. (1994). Studies on Western Australian Merino Sheep. II. Genetic and phenotypic parameter estimates for objectively measured traits on ram and ewe hoggets using different model types. *Australian Journal of Agricultural Research*, *45*(4), 829-840.

Lockuán, L. F. E. 2013. La industria textil y su control de calidad. Las Fibras Textiles. Disponible en: https://books.google.es/books?hl=es&lr=&id=al9HRXxdx6kC&oi=fnd&pg=PA2&dq =clasificaci%C3%B3n+de+las+fibras+textiles&ots=6JUyO8ATtn&sig=F5_ofWXT6I MJietpuDlfHZwbAVw#v=onepage&q=clasificaci%C3%B3n%20de%20las%20fibras %20textiles&f=false. Accesado: 27 de noviembre de 2019.

Lujan, M. M. A. y Hernández, B. M. 2018. Efecto del sexo y edad sobre las características de la lana de ovinos Rambouillet en un sistema semi-intensivo en

Zacatecas. Tesis de Licenciatura. Universidad Autónoma de Zacatecas "Francisco García Salinas". Unidad Académica de Medicina Veterinaria y Zootecnia. Zacatecas, México.

Lupton, C. J., McColl, A. y StobarT, R. H. 2006. Fiber characteristics of the Huacaya Alpaca. Small Ruminant Research. 64. 211-224pp.

Marín, C. V., y Monroy, B. G. 2013. FIBRAS TEXTILES NATURALES SUSTENTABLES Y NUEVOS HÁBITOS DE CONSUMO. Revista Legado de Arquitectura y Diseño, (13), 31-45.

Mario, G. E. 2015. Lana: Mercado Mundial y Nacional, Perspectivas y Calidad. Disponible en: https://inta.gob.ar/sites/default/files/script-tmp-inta_lanas_mercado_mundial_nacional_2015.pdf. Accesado: 10 de diciembre de 2019.

Martínez, M. E., de la Barra, R., Ortega, I. L., Pavez, P., Guarda, P., Suazo, C. P. y Díaz, I. 2018. Tecnificación del proceso de acondicionamiento y transformación artesanal de lanas y cueros ovinos pigmentados en la Región de los Lagos.

Molina, F. 2013. Ovinos. Disponible en: http://www.produccion-animal.com.ar/produccion_ovina/produccion_ovina/000-ganado_lanar_en_argentina_libro/06-capitulo_2.pdf. Accesado: 23 de octubre del 2018.

Montes, M., Quicaño, I.,Quispe, R., Quispe, E. C.y Alfonso, L. 2008. Quality characteristics of Huacaya Alpaca fibre produced in the Peruvian Andean Plateau region of Huancavelica. Span. J. of Agric. Res. 6(1):33-38pp.

Mueller, J. 1999. Producción de lana superfina. Instituto Nacional de Tecnología Agropecuaria, EEA Bariloche.

Mueller, J.P., Bidinost, F. y Taddeo, H.R. 2003. Parámetros Genéticos en Dos Planteles Merino de la Patagonia. RIA, 32 (3): 161-172. INTA, Argentina.

Mueller, J., Sacchero, D., y Duga, L. 2005. Interacción genotipo ambiente sobre la producción de ovinos de lana superfina en la Patagonia. 2. Calidad de lana. Revista Argentina de Producción Animal, 25(3-4), 143-152.

Mueller, J. P y Cueto, M. I. 2010. Estrategias del sector lanero para mejorar e incrementar su uso entre las fibras textiles. Memorias. Disponible en: https://inta.gob.ar/sites/default/files/script-tmp-inta-manual_actualizacion_en_produccion_ovina.pdf#page=149. Accesado: 17 de febrero de 2020.

Orona, C. I., López, M. J., Vázquez, V. C., Salazar, S. E. y Ramírez, R. M. 2014. Análisis Microeconómico de una Unidad Representativa de Producción de Carne de Ovino en el Estado de México Bajo un Sistema de Producción Semi Intensivo. Revista Mexicana de Agronegocios, vol. 34. pp 720-728

Pacsi, C. G. L. 2016. "Efecto del Extracto de Chirca Blanca (*Baccharis dracunculifolia*) en el Proceso de Curticion Piel de Ovino (*Ovis orientalis aries*) y Piel de Alpaca (*Vicugna pacos*) para la Obtención de Cueros Wet- White". Tesis de Licenciatura. Universidad Nacional del Altiplano. Facultad de Ciencias Agrarias. Escuela Profesional de Ingeniería Agroindustrial.

Peña, S. 2019. Caracterización genética y morfológica de ovinos criollos de Argentina. Doctoral dissertation, Universidad Nacional de La Plata.

Peña, S., López, G., Abiatti, N. y Martínes, R. D. 2017. Características de la finura de la lana de razas ovinas en Argentina. Revista de Divulgación Técnica Agropecuaria, Agroindustrial y Ambiental. Facultad de Ciencias Agrarias. UNLZ. Vol. 4 (4): 35-45.

Pesok, M. J. C. 2015. La Lana. Composición, Estructura y Propiedades. Disponible en: https://sites.google.com/site/introtecnotextil/iii---la-lana-composicion-estructura-y-propiedades. Accesado: 14 de febrero de 2020.

Poma, G. A. G. y Ventura, C. A. E. 2009. Caracterización del perfil de diámetro de fibra en alpacas Huacaya de color blanco. Tesis de Licenciatura. Universidad Nacional de Huancavelica. Facultad de Ciencias de Ingeniería. Escuela Académico Profesional de Zootecnia. Huancavelica, Perú.

Quispe, P. E., Poma, G. A. y Purroy, U. A. 2013. Características productivas y textiles de la fibra de alpacas de raza huacaya. Revista Computense de Ciencias Veterinarias. 7(1) 1-29.

Reveles, V. C. 2018. Caracterización de las Fibras de Ovinos Dorper en un Sistema Intensivo en el Centro de Zacatecas.

Tesis de Licenciatura. Universidad Autónoma de Zacatecas "Francisco García Salinas". Unidad Académica de Medicina Veterinaria y Zootecnia. Zacatecas, México.

Romero, M. J. 2005. Antecedentes de la Ovinocultura en México. Unidad 4. Zootecnia de Ovinos. Universidad Autónoma de Chihuahua. Pp 139-169.

Rosas, R. R. A. 2016. Lana de Ovino como Material Aislante: natural, renovable y sostenible. Tesis de Maestría. Ingeniería de Edificación. Universidad politécnica Superior de Catalunya.

Sacchero, D. M., y Mueller, J. P. 2007. Diferencias en el Perfil de Diámetro de Fibras, Largo de Mecha y Resistencia a la Tracción de la Lana, en vejas de una Majada Merino Seleccionada y otra no Seleccionada. RIA. Revista de Investigaciones Agropecuarias, 36(2), 49-61. INTA, Argentina.

Sacchero, D. 2012. Perfiles de Diámetro de Fibra en lanas preparto de ovejas Merino. Disponible en: https://www.researchgate.net/publication/279537459_Perfiles_de_Diametro_de_Fibra_en_lanas_preparto_de_ovejas_Merino/link/55967e2308ae793d137b7890/download. Accesado: mayo de 2020.

Sánchez, B. A. L. 2010. Estudio de las asociaciones genéticas entre características de pigmentación y caracteres de producción y calidad de la lana en la raza Corriedale. Disponible en: https://kipdf.com/estudio-de-las-asociaciones-geneticas-entre-caracteristicas-de-pigmentacion-y-ca_5ae8091d7f8b9a15838b45a2.html. Accesado: mayo de 2020.

Sandoval, G. N. C. 2019. Evaluación de la calidad de la canal y de la carne de cinco razas ovinas bajo el mismo manejo. Disponible en: https://bdigital.zamorano.edu/bitstream/11036/6509/1/AGI-2019-T055.pdf. Accesado: febrero de 2020.

SAGARPA. 2015. Propuesta de capacitación para el desarrollo de capacidades pecuarias con visión empresarial orientadas a micro, pequeños y medianos productores de ganado ovino. Disponible en: https://www.gob.mx/cms/uploads/attachment/file/346968/Capacidad_Pecuaria_Detallado.pdf. Accesado: 6 de febrero de 2020.

SAGARPA. 2016. Plan Rector Sistema Productivo Ovinos (2015-2024) Disponible en: http://spo.uno.org.mx/wp-content/uploads/2016/05/plan_rector_ovinos2016.pdf.pdf. Accesado: 11 de diciembre de 2019.

SAGARPA. 2017. La ovinocultura, una actividad muy arropadora. Disponible en: https://www.gob.mx/agricultura/es/articulos/la-ovinocultura-una-actividad-muy-arropadora. Accesado: 11 de diciembre del 2019.

Saldaña, P. L. N. 2017. Categorización, clasificación y procesamiento industrial de la fibra de alpaca. Tesis licenciatura. Universidad Nacional Agraria la Molina. Facultad de Zootecnia. Lima, Perú.

SIAP[1]. 2018. Avance de la Producción Pecuaria por Estado. Disponible en: http://infosiap.siap.gob.mx/repoAvance_siap_gb/pecAvanceEdo.jsp. Accesado: 4 de diciembre del 2019.

SIAP[2]. 2018. Avance de la producción pecuaria por producto. Disponible en: http://infosiap.siap.gob.mx/repoAvance_siap_gb/pecAvanceProd.jsp. Accesado: 4 de diciembre de 2019.

SIAP[3]. 2018. Datos abiertos. Estadística de la producción pecuaria de 2018. Disponible en: http://infosiap.siap.gob.mx/gobmx/datosAbiertos_p.php. Accesado: 28 de noviembre de 2019.

SIAP[4]. 2018. Una Visita al Atlas Agroalimentario 2017, La Lana: otra cara del ovino. Disponible en: https://www.gob.mx/siap/articulos/una-visita-al-atlas-agroalimentario-2017-la-lana-otra-cara-del-ovino?idiom=es. Accesado: 15 de febrero de 2020.

SIAP. 2020. Anuario estadístico de la producción ganadera. Lana Disponible en: https://nube.siap.gob.mx/cierre_pecuario/. Accesado: enero de 2020.

SIAP. 2019. Lana sucia. Avance mensual de la producción pecuaria. Disponible en: http://infosiap.siap.gob.mx/repoAvance_siap_gb/pecAvanceProd.jsp. Accesado: 11 de diciembre de 2019.

SIAP-SAGARPA. 2018. Población Ganadera 2008-2017, Ovinos, Cabezas. Disponible en: https://www.gob.mx/cms/uploads/attachment/file/412568/Ovino__2017.pdf. Accesado: 28 de noviembre de 2019.

Solís, R. 2000. Edición Segunda "Producción de Camélidos Sudamericanos" Segunda Edición. 550p.

SPH. 2015. Wool Chapter from the Sheep Production Handbook. American Sheep Industry Association, Inc. 2015 Edition. Vol. 8.

Suárez, V. 2004. Lechería Ovina y Raza Pampinta. IDIA XXI–Ovinos,4(7), 194-200.

Taipe, L. C. 2012. Evaluación de tres niveles de complejo metálico en el proceso de teñido en cuero de ovino (*Ovis aries*). Tesis de Licenciatura. Universidad Nacional de Huancavelica. Facultad de Ciencias Agrarias. Acobamba, Huancavelica.

Tinoco, G. O. 2009. Cadena productiva de lana de oveja en el sector textil y de confecciones. *Industrial data,12*(2), 73-80.

Toapanta, Y. A. M. 2016. Evaluación Morfológica de la fibra de lana de los ovinos en el CEYPSA. Tesis de Licenciatura. Medicina Veterinaria. Universidad Técnica de Cotopaxi. Unidad Académica de Ciencias Agropecuarias y Recursos Naturales.

Villegas, M. C. y González, M. B. 2013. Fibras textiles naturales sustentables y nuevos hábitos de consumo. Disponible en: http://ri.uaemex.mx/bitstream/handle/20.500.11799/79555/03.pdf?sequence=1. Accesado: 25 de noviembre de 2019.

Zenteno, H. E. J. 2015. El textil en el espacio interior (Bachelor's thesis, Universidad del Azuay).

Zúñiga, R. J. A. 2013. Evaluación de tres Niveles de Sulfato de Cromo en la Fijación de Anilina para Tinturar Lana de Ovinos (Bachelor's thesis).

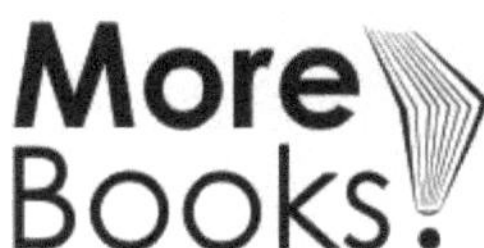

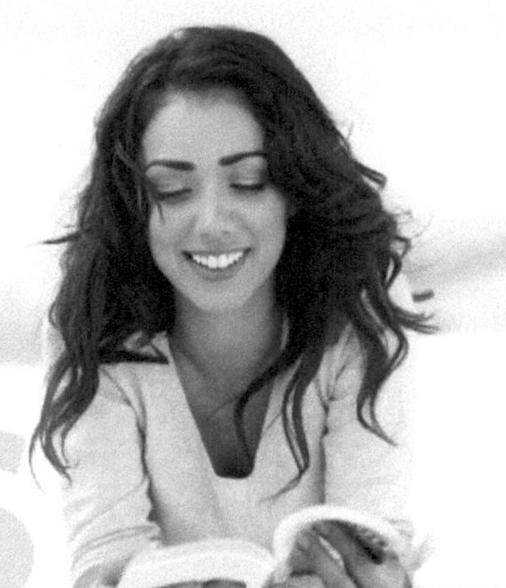

Buy your books fast and straightforward online - at one of world's fastest growing online book stores! Environmentally sound due to Print-on-Demand technologies.

Buy your books online at
www.morebooks.shop

¡Compre sus libros rápido y directo en internet, en una de las librerías en línea con mayor crecimiento en el mundo! Producción que protege el medio ambiente a través de las tecnologías de impresión bajo demanda.

Compre sus libros online en
www.morebooks.shop

info@omniscriptum.com
www.omniscriptum.com

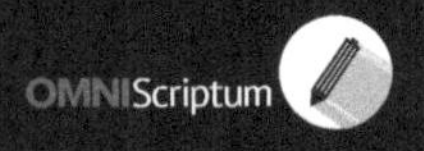

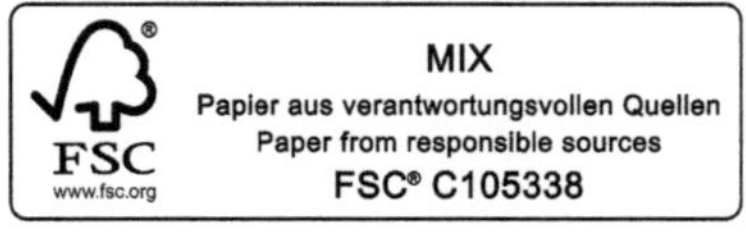

Printed by Books on Demand GmbH, Norderstedt / Germany